CONGRÈS INTERNATIONAL

D'HYGIÈNE ET DE SAUVETAGE

Tenu à Bruxelles en Novembre 1876.

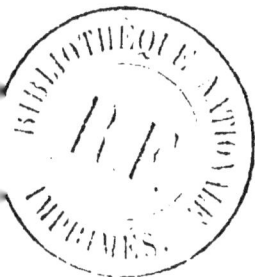

MÉMOIRE

LU PAR M. BILLAUDEAU,

docteur en Médecine à Soissons.

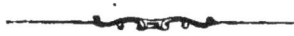

SOISSONS

TYPOGRAPHIE ET LITHOGRAPHIE DE A. MICHAUX,
RUE DES RATS, 8,

1878.

Des causes de l'excessive mortalité des Enfants nouveaux-nés et en bas âge.

———

MÉMOIRE

lu au Congrès international d'Hygiène et de Sauvetage,

TENU A BRUXELLES EN NOVEMBRE 1876,

Par M. BILLAUDEAU,

Docteur en Médecine à Soissons.

———

Une lettre publiée récemment par M. Léonce de Lavergne, sur la dépopulation de la France, n'a pas laissé que de produire une certaine impression sur l'opinion publique. Cet économiste énonçait que, dans ce pays, le nombre des naissances était inférieur à celui des décès. L'émoi a été général. On ne saurait, en effet, rester indifférent à des questions d'un si haut intérêt. Mais, ces questions, chacun les envisage à son point de vue, et les résout à sa manière.

Les moyens propres à arrêter les dépeuplements se résument, pour quelques-uns, dans ces mots : accroître les naissances. Pour eux, tout est là.

Ce moyen, qui n'est pas sans valeur pour la solution du problème, n'est pas le seul cependant qu'on dût invoquer. Il en est un autre qui a une importance au moins égale, sinon plus grande, et qui se résume dans ces autres mots : diminuer les décès.

Quelle action peuvent avoir les gouvernements sur la production de l'espèce humaine? Ne trouvent-ils pas devant eux un sanctuaire sacré que nul n'a le droit de franchir? Les conseils, les promesses de primes, l'impôt sur le célibat, les appels au patriotisme, tout cela ne viendra-t-il pas échouer au pied de cette enceinte murée derrière laquelle veut demeurer libre la volonté individuelle? C'est une croisade bien ingrate qu'ils entreprennent, ceux qui espèrent pouvoir exercer, à l'aide de conseils, de mesures fiscales ou d'encouragements, quelque influence sur le repeuplement de leur pays.

S'il y a aujourd'hui, parmi les chefs de famille, des calculateurs, ces calculateurs ont existé à toutes les époques; et le chiffre des naissances, qui a eu toujours ses fluctuations, n'a jamais été influencé par des considérations d'intérêt général. C'est l'intérêt individuel, ce sont les décrets de la providence qui, seuls, président à cet ordre de faits.

Soyons donc pratiques, et ne nous attardons pas trop à des moyens qui échappent complétement à notre action.

Si nous ne pouvons rien, ou presque rien, en ce qui concerne l'augmentation des naissances, en est-il de même pour la diminution des décès? Je ne le pense pas.

La science est susceptible de progrès; elle peut donc, en se perfectionnant, fournir à l'homme des armes de plus en plus puissantes dans cette lutte incessante qu'il soutient contre la maladie, et concourir ainsi à conserver à la patrie un plus grand nombre de ses enfants. Parmi ces armes il en est une, remarquable par son efficacité, et qui est restée presque inutilisée jusqu'à ce jour : je veux parler de l'hygiène pratique vulgarisée et enseignée au peuple.

Il est incontestable qu'un très grand nombre de maladies naissent de l'ignorance des hommes en matière hygiénique. Ce fait n'a pas besoin d'être démontré.

Si l'individu était seul à subir les conséquences de son ignorance, il n'y aurait là qu'un malheur privé ; mais que de fois cette ignorance d'un seul n'a-t-elle pas causé de calamités publiques ! Il a suffi qu'une caravane de pélerins musulmans négligeât, sur le chemin de la Mecque, les mesures hygiéniques que la situation exigeait, pour que le plus terrible des fléaux, le choléra, vînt inonder l'Asie et l'Europe, décimant les populations sur son passage.

Ces considérations préliminaires ne sont pas étrangères à la question que j'ai l'honneur de traiter devant vous : *des causes de l'excessive mortalité des enfants.*

Je n'hésite pas à affirmer que la plupart des enfants qui meurent dans la première année de la vie meurent par *insuffisance de nourriture.* Ils meurent de faim. C'est navrant à dire, mais c'est réel.

Cette insuffisance de nourriture résulte ou d'un calcul criminel, ou d'une déplorable ignorance.

Il est reconnu qu'il meurt chaque année

un nombre considérable d'enfants victimes de l'allaitement mercenaire.

Cette grande mortalité, qui fait tant de vides dans les rangs de la population, est un fait qui s'impose à l'attention des gouvernements et à l'étude sérieuse des économistes. Et il était digne des organisateurs de ce Congrès international d'avoir inscrit sur leur programme l'importante question de la mortalité des enfants.

Quelle nourriture convient le mieux au nouveau-né? Le lait de femme. Ce lait sera ou le lait de la mère, ou celui d'une nourrice. Parlons d'abord de ce dernier cas.

J'ai été chargé autrefois d'un service d'inspection d'enfants placés chez des nourrices. J'ai donc pu voir, et j'ai observé.

On ne sait généralement pas jusqu'où peut aller l'esprit de calcul chez quelques-unes de ces femmes à gages à qui est confiée la sainte mission de nourrir des enfants. Il est utile de le connaître, et c'est un devoir de le divulguer.

Une nourrice qui se charge d'allaiter un nourrisson s'engage ordinairement à sevrer son enfant. Il est rare que cet engagement reçoive une exécution immédiate. On partage alors entre deux la ration d'un seul. Le plus souvent ces deux petits êtres végètent. La nourrice, dans ce cas, obéissant à l'impulsion de son cœur, prend naturellement parti pour son enfant : le nourrisson est sacrifié.

Lorsque les mamelles, pour une cause ou pour une autre, cessent de fournir du

lait, il semblerait tout naturel qu'on dût
cesser de présenter le sein à l'enfant. Il
n'en est pas toujours ainsi. L'amour du
lucre est grand; et, pour bénéficier plus
longtemps de la rémunération mensuelle,
on continue un simulacre d'allaitement,
qui n'est, en définitive, qu'un allaitement
à sec; et cela, au grand préjudice de l'enfant.

Une nourrice devient enceinte. Son lait
dès lors perd de ses qualités. Cessera-
t-elle l'allaitement ? Oui, si c'est son enfant; non, si c'est un nourrisson. Elle
nourrira ce petit malheureux jusqu'à ce
moment où il n'est plus possible à la femme de dissimuler sa grossesse. Pendant
ce temps elle ne lui aura donné qu'un
aliment altéré et pernicieux.

Parlons maintenant de la nourrice qui
tient un enfant en sevrage. C'est là, mes-
sieurs, un des côtés les plus importants de
la question qui nous occupe.

Au lait de femme se trouve substitué le
lait de vache ou de chèvre. Ce genre d'a-
limentation est dit *alimentation au petit
pot*, et il se compose de lait en boissons
et de potages.

Le lait, pour qu'il produise son plein
et entier effet nutritif, doit être pris à
l'état de pureté parfaite. Mais cet aliment
si précieux arrive rarement dans ces
conditions jusqu'au consommateur. Une
fraude honteuse se commet journellement
sur le lait, fraude d'autant plus grande
que la science, malgré les plus minutieu·
ses investigations, est souvent impuis-

sante à la démasquer. Frelater une sub-
stance alimentaire de cette importance est
plus qu'un délit, c'est un crime de lèse-
humanité.

La fraude n'est pas la seule cause d'al-
tération que subisse le lait ; une tempéra-
ture élevée le décompose aussi en favori-
sant la séparation de la crême.

Cette même décomposition se produit
par le fait seul du temps qui s'est écoulé
depuis l'instant où l'on a trait.

Si on soumet le lait à l'ébullition, il
perdra beaucoup de ses qualités nutriti-
ves ; et il ne ressemblera que de loin à ce
liquide moelleux et sucré qui s'écoule
tiède des mamelles de la vache. La tem-
pérature, le temps écoulé, la coction sont
donc autant de circonstances qui altèrent
la qualité du lait et nuisent à ses propriétés.

On évalue généralement à un litre ou à
un litre et demi le lait que fournit en 24
heures une femme nourrice : c'est donc
une quantité à peu près égale de lait de
vache ou de chèvre qu'on devrait donner
chaque jour à l'enfant qui est au sevrage.
Acheter de ses deniers une telle quantité
de lait ! Toutes les nourrices ne poussent
pas jusque-là le désintéressement. On en
achètera ou la moitié ou le quart, et l'on
fera alors ce que l'on appelle des *coupages*.

Un mot sur ces *coupages*.

L'eau de gruau, l'eau d'orge ou l'eau
naturelle entrent ordinairement pour la
plus large part dans ces fades breuvages
qu'on fait boire aux pauvres enfants et
qui traversent leur corps sans, pour ainsi

dire, s'y arrêter, impuissants à les nourrir, propres tout au plus à étancher leur soif.

Ces coupages sont faits de telle manière que le lait n'y figure souvent que dans les proportions les plus minimes : un verre de lait pour un litre d'eau, ou — comme je l'ai constaté une fois — une seule cuillerée de lait pour un verre de cette même eau.

Avec un tel régime, l'enfant dépérit. Comment en serait-il autrement ? Il maigrit ; sa figure s'amincit, et se couvre de rides ; son ventre se ballonne ; il boit énormément, mais il rejette la plus grande partie de ses boissons, complétement dépourvues de principes assimilables. Ces tristes victimes de la cupidité ou de l'ignorance ne tardent pas à succomber. Combien eussent échappé à la mort si elles avaient été confiées à des mains moins inhumaines ou moins inexpérimentées !

Ces holocaustes d'enfants sont autant de petits assassinats qui passent inaperçus au milieu de nous, à l'ombre de la plus déplorable impunité. Il est hors de doute qu'une surveillance active atténuerait l'étendue du mal, s'il ne le faisait disparaitre. Mais le cri d'alarme est jeté, les lois violées de l'humanité demandent justice, et les plaintes de la patrie qui se dépeuple ont été enfin entendues : des Sociétés protectrices de l'enfance se sont fondées, des publications périodiques ont dénoncé au monde entier ces faits honteux, et il est permis d'espérer qu'un jour, satisfaction sera donnée à la morale publique.

Les coupages de lait, voilà, selon moi,
je ne dirai pas la cause unique, mais la
cause principale de l'effrayante mortalité
des enfants au sevrage.

Pourquoi couper ainsi le lait qu'on donne
à l'enfant sevré ? L'enfant qui est au sein
boit-il du lait coupé ? Les animaux qui
tètent leur mère boivent-ils du lait coupé ?
Il est étrange qu'on ait cru devoir affaiblir
encore un aliment qui s'affaiblit si vite
de lui-même par le refroidissement, quand
il n'est pas affaibli déjà par de coupables
additions d'eau.

Le lait de femme diffère peu d'ailleurs,
pour la force, du lait de vache ; et un enfant qui digère facilement le premier doit
pouvoir digérer l'autre sans trop de diffi-
culté. Voici, d'après M. Regnault, l'ana-
lyse comparée de ces deux laits :

		Lait de vache.	Lait de femme.
Pour 100 parties:	Eau.	87,4 —	86,6
	Beurre.	4,0 —	2,5
	Sucre de lait et sels solubles.	5,0 —	4,9
	Caséine, albumine, sels insolubles.	3,6 —	3,9

Les différences de composition, comme
on le voit, ne sont donc pas bien grandes
entre ces deux espèces d'aliments.

Il faut reconnaître cependant que l'enfant qui vient de naître ne trouve pas dans
le lait du sevrage cet aliment léger que
fournit la mère dans les premiers temps
de la lactation. On coupera donc le lait,
mais dans des proportions raisonnables :
avec un tiers d'eau dans les premiers

jours de la vie, puis avec un quart ; et,
avant l'expiration du deuxième mois,
l'enfant boira du lait pur, soit lait de vache
soit lait de chèvre. On aura soin de ne
pas le rationner, on lui en donnera autant
qu'il en voudra prendre. L'enfant obéit
à un instinct qui ne trompe pas ; il ne
prend rien en excès ; quand il a pris as-
sez, il sait bien, par ses refus obstinés,
faire comprendre qu'il est inutile d'insis-
ter.

Il est excessivement rare que l'enfant
à qui l'on donne du bon lait soit incom-
modé par la quantité. La gourmandise
n'est pas son fait ; elle est l'attribut de
l'homme en possession de toute sa rai-
son.

Le lait devra être sa principale, ou
mieux, son unique alimentation jusqu'au
sixième mois. Les bouillons et les potages légers pourront cependant être essayés
avant cette époque ; mais on en sur-
veillera attentivement les effets, afin de
les supprimer aux premiers troubles de la
santé.

Le lait destiné à l'alimentation des enfants devrait être trait deux fois par jour.
Les mères qui habitent la campagne pourront faire jouir leurs enfants de cet avan-
tage précieux.

Le lait ne doit point être bouilli. Il faut
le chauffer au bain-marie, en n'y ajou-
tant qu'une faible quantité de sucre, car
le lait nouvellement trait est très sucré
par lui-même.

Je dois dire que j'ai rencontré quelquefois dans les campagnes des enfants de la meilleure venue qui avaient été, dès les premiers jours de la vie, nourris avec du lait de vache non coupé. Après quinze ou vingts jours écoulés, ces enfants étaient habitués à manger des potages, potages à la semoule ou potages au pain. A peine arrivés au troisième mois, et même plus tôt on leur donnait la soupe de la famille ; et chacun sait ce qu'est cette soupe de la famille chez l'ouvrier. Je n'oserais pas conseiller l'usage d'un pareil régime, mais je ne voudrais pas affirmer, non plus, que ce fut un régime absolument mauvais. L'habitude exerce un grand empire sur la constitution ; c'est ce qui fait que les enfants des campagnes digèrent des aliments que ne pourraient pas digérer certains enfants des villes, habitués aux biscottes, aux poudres analeptiques, et aux fécules de toute espèce qu'on leur donne.

La nourrice mesure, en général, ses soins au chiffre plus ou moins élevé de la rémunération. C'est l'argent, qu'on le sache bien, qui est son principal mobile. Il résulte de là que l'enfant illégitime, issu le plus ordinairement de mère pauvre, est souvent négligé.

Celle qui va chercher, à Paris ou ailleurs, un enfant illégitime est le plus souvent une nourrice de médiocre valeur, qui n'en vient là qu'après avoir frappé en vain à plusieurs portes. De ces enfants il en est peu qui vivent.

Disons néanmoins, comme circonstance atténuante, que ces nourrices n'ont pas

toujours lieu d'être satisfaites. L'argent,
après quelques mois d'un paiement régu-
lier, se fait quelquefois attendre. On écrit,
et les lettres restent sans réponse. A
dater de ce moment, on restreint l'aliment et on ne fait que le moins de
dépenses possibles : c'est l'agonie du petit
être qui commence.

Il importe donc que les administrations
communales, hospitalières ou départe-
mentales viennent en aide, dans une large
mesure, à la mère pauvre ; il faut, de
plus, que toute garantie de paiement soit
donnée à la nourrice. Du jour où dispa-
raîtra toute inquiétude à ce sujet l'emploi
de nourrice sera plus vivement recherché
et moins négligemment rempli.

Si, maintenant, on examine ce qui se
passe chez la mère qui élève elle-même
son enfant au *petit pot*, on constatera
souvent,là aussi, des résultats déplorables.
Celle-là, ce n'est pas l'amour du gain qui
sera son mobile, elle est trop dévouée
pour reculer devant aucune dépense ; elle
sacrifiera même à l'être aimé et ses veilles
et sa santé ; mais il lui manquera quelque chose de non moins indispensable
que le dévouement, la connaissance des
préceptes de l'hygiène alimentaire appli-
quée à l'enfance. Dans cette voie qu'elle
ne connaît pas encore, elle marchera seule
et sans guide ; nul ne lui aura indiqué
le chemin à suivre. Elle se conformera
aux traditions du pays, de la famille ; elle
fera ce qu'elle a vu faire,et elle fabriquera,
elle aussi, ces breuvages insipides où l

lait n'entre que dans une si minime proportion. C'est ainsi que, par ignorance, elle creusera de ses maternelles mains un abîme pour son enfant.

La grande mortalité des enfants, qui préoccupe à si bon droit les économistes, n'aurait pas lieu si les mères, comprenant mieux leur devoir et les intérêts de l'humanité, se résignaient à allaiter elles-mêmes leurs enfants. C'est là le vrai remède c'est là qu'est le salut.

« Celles-là sont coupables, dit le Dr
« Béclard, qui désertent leur devoir de
« mère et refusent leurs mamelles gon-
« flées de lait au nouveau-né pour qui
« cette nourriture a été préparée de longue
« main par la nature elle-même.

« La plupart prétextent des affaires,
« d'autres les exigences sociales, quelques-
« unes de vagues raisons de santé. La
« crainte d'un fardeau lourd se dissimule
« mal sous ces banales allégations. L'es-
« prit de sacrifice fait défaut, le renonce
« ment au plaisir épouvante et l'on substi-
« tue lâchement au sein maternel le sein,
« souvent flétri par la misère, d'une in-
« connue salariée. »

Je crois avoir suffisamment établi que la cause principale de la grande mortalité des enfants nouveaux-nés, c'est l'insuffisance des aliments.

Il existe encore d'autres causes de mortalité, mais elles ont une action moins directe; je ne fais que les signaler : le manque de soins de propreté et l'insalubrité des habitations.

Ce n'est qu'à l'aide d'une surveillance
sévère qu'on soustraira les enfants
aux influences mauvaises de ces alcô-
ves humides qu'on rencontre si souvent dans la demeure de l'ouvrier. C'est à
l'aide du même moyen qu'on forcera la
nourrice à tenir son enfant propre, à lui
donner les bains qui lui sont nécessaires,
à l'envelopper dans du linge blanc, à re-
nouveler aussi souvent que besoin sera
le varech, les feuilles de maïs ou la paille
d'avoine qui lui servent de couche.

J'ai dit que l'insuffisance des aliments,
qui fait tant de victimes, était le résultat
ou d'un calcul coupable ou d'une déplorable ignorance.

Par quels moyens faire cesser la première
de ces causes? Par l'augmentation du salaire
des nourrices et par des garanties à elles
données contre toute espèce d'éventalités.

Comment faire disparaître la seconde
cause, non moins préjudiciable à la santé
publique ? Par la vulgarisation des con-
naissances élémentaires de l'hygiène.

Cette science est demeurée jusqu'à ce
jour la propriété presqu'exclusive du
monde médical. C'est illogique, c'est ir-
rationel. Tout homme n'a-t-il pas besoin
de savoir comment il faut régler sa con-
duite pour la meilleure conservation de sa
santé ?

Qu'importe à l'ouvrier peintre que le
médecin sache comment on échappe aux
coliques saturnines, si lui, seul intéressé,
l'ignore ? Qu'importe à la mère que le
médecin connaisse le régime qui convient

le mieux à l'enfant nouveau-né, si elle ne
sait pas que le breuvage qu'elle donne
au sien peut le conduire au tombeau?

Les notions de l'hygiène, après qu'elles
auront été répandues dans le peuple, ar-
racheront certainement à la mort de nom-
breuses victimes.

Cette science doit faire désormais partie
du programme des études, à quelque degré
qu'on l'envisage. Un essai timide a été
pratiqué en France; on a introduit. par
décret, l'étude de l'hygiène dans les lycées
en 1872. Un autre décret de 1866 rend
obligatoire cette étude dans les écoles nor-
males primaires. Mais cette étude s'arrête
là. Elle ne descend pas plus bas.

Pour ce qui est des écoles communales
et des maisons particulières d'enseignement, rien encore n'a été fait, et l'hygiène
y est complétement délaissée. C'est une
lacune regrettable qui aura, espérons-le,
son jour de réparation.

Cette ignorance si générale et si déplorable est un contre sens à une époque de
progrès comme la nôtre. Et ce ne serait
pas pour ce Congrès international le moin-
dre de ses mérites d'avoir proclamé la né-
cessité pour les gouvernements d'intro-
duire, dans tout enseignement scolaire,
l'étude de l'hygiène élémentaire.

Semons parmi le peuple ces notions
précieuses qui n'ont rien d'abstrait, qui
offrent même à l'esprit un charme qui
plaît et captive ; apprenons-lui à user des
choses utiles et à s'abstenir des choses
nuisibles ; signalons-lui les écueils de cer-

taines habitudes qu'il contracte, incon-
scient des dangers qu'elles recèlent.

« L'hygiène est une vertu », a dit Jean-
Jacques Rousseau. N'est-elle pas plutôt la
réunion des plus belles vertus ? La tem-
pérance, la continence, la sobriété, la
modération dans les plaisirs, qui sont des
préceptes hygiéniques de premier ordre,
ne sont-elles pas, en même temps, des
qualités qui honorent l'homme et le ren-
dent meilleur ?

La vulgarisation des principes de l'hygiène produira certainement la plus heureuse
influence sur la santé publique. Grâce â
elle les habitations cesseront d'être aussi
insalubres, les épidémies seront moins
meurtrières, les populations deviendront
plus vigoureuses, la vie moyenne attein-
dra un chiffre plus élevé, et cette mortalité des enfants, qui est pour nous tous
une cause de si profondes tristesses, ces-
sera d'avoir les proportions effrayantes
que nous lui voyons aujourd'hui.

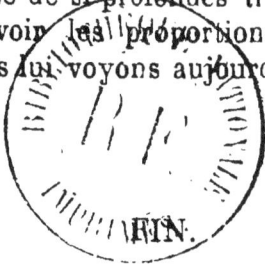

FIN.

Soissons. — Imp. A. MICHAUX.

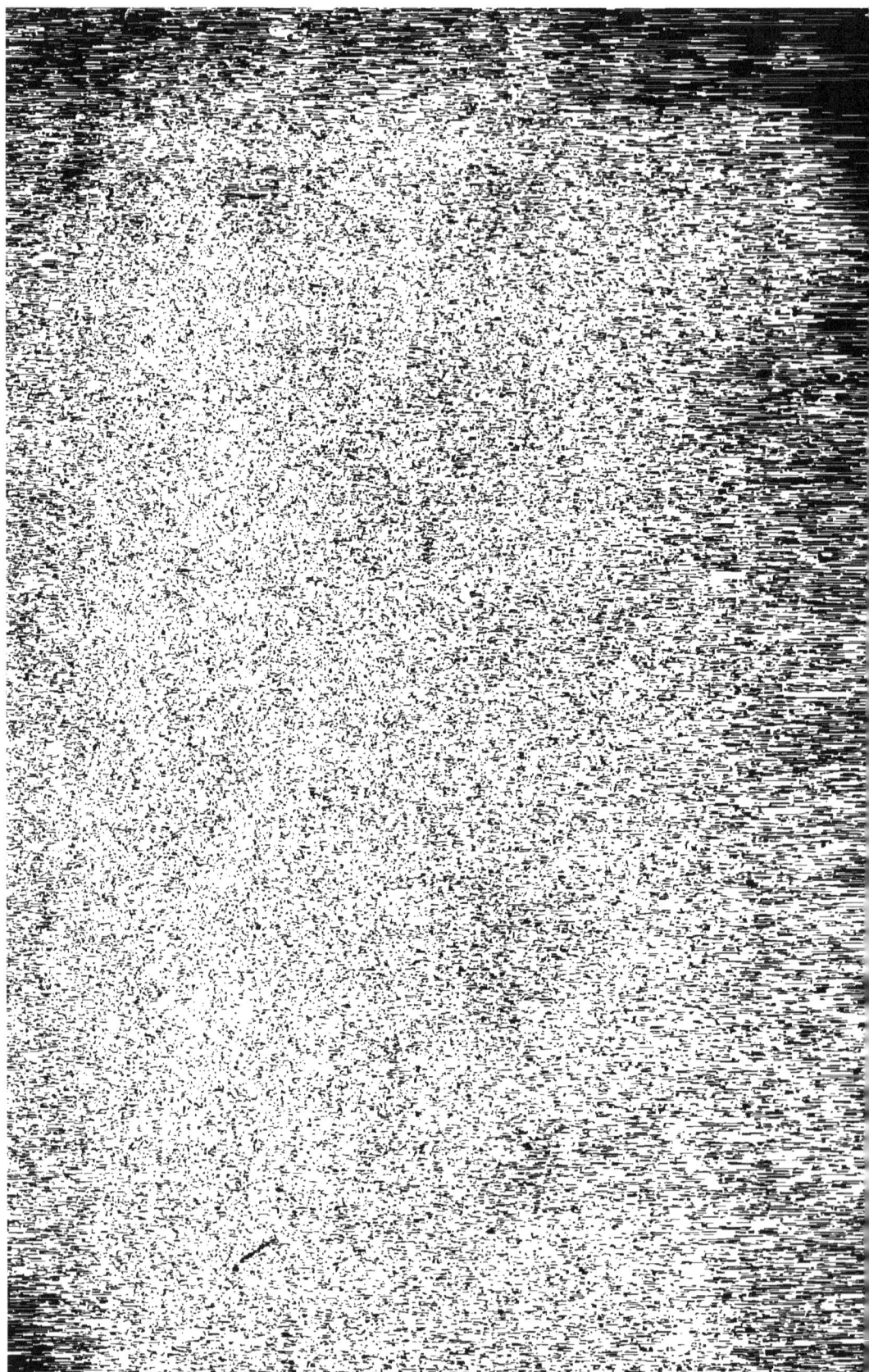

www.ingramcontent.com/pod-product-compliance
Lightning Source LLC
Chambersburg PA
CBHW060517200326
41520CB00017B/5076